# 차 례

새끼 고양이들이 어디서 왔을까요? ———————— 6

남자와 여자는 어떻게 다를까요? ———————— 8

아기는 어떻게 생길까요? ———————— 10

동물들은 어떻게 새끼를 가질까요? ———————— 14

아기는 엄마 뱃속에서 어떻게 사나요? ———————— 18

아기는 어떻게 태어날까요? ———————— 22

아기는 어떻게 돌보나요? ———————— 24

아기는 어떻게 자라나요? ———————— 26

이 도서의 국립중앙도서관 출판시도서목록(CIP)은 e-CIP 홈페이지(http://www.nl.go.kr/cip.php)에서 이용하실 수 있습니다.(CIP제어번호: CIP2004001834 )

Copyright ⓒ 1998 by Hachette Livre
All rights reserved.
Korean Translation Copyright ⓒ 2004
by Daseossure Publishing Co.

Korean edition is published by arrangement with Hachette Livre
through Imprima Korea Agency.

이 책의 한국어판 저작권은 Imprima Korea Agency를 통해
Hachette Livre와 독점 계약한 다섯수레에 있습니다.
저작권법에 의해 한국 내에서 보호를 받는 저작물이므로
어떠한 형태로든 무단 전재와 무단 복제를 금합니다.

초등 저학년을 위한 재미있는 성교육

# 새끼 고양이들이 어디서 왔을까?

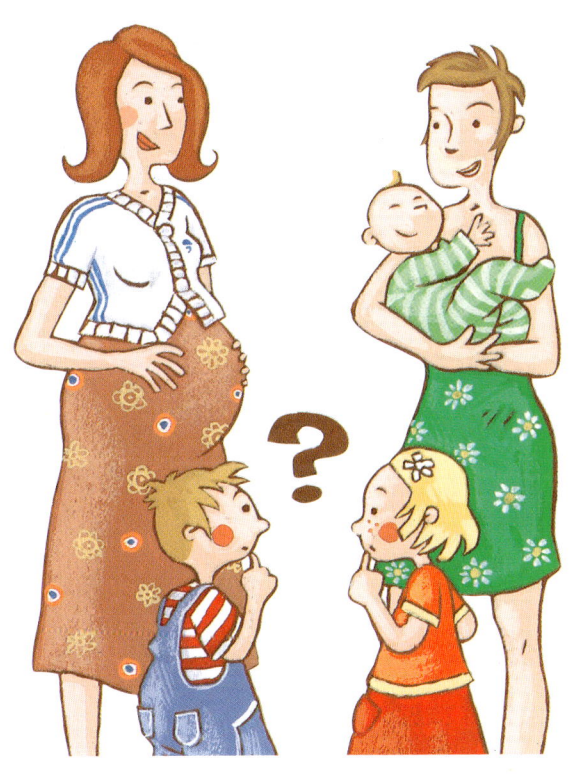

이자벨 푸제르 글 | 버스터 본 그림 | 조의행 옮김

다섯수레

## 새끼 고양이들이 어디서 왔을까요?

마루와 수지는 일요일을 가장 좋아해요. 일요일은 아빠와 엄마가 집에 있는 날이거든요. 술래잡기 놀이도 하고, 친구들을 불러 함께 놀기도 하고, 모두들 즐겁게 지낸답니다.

그런데 오늘은 야옹이가 술래잡기를 하고 싶은가 봐요. 야옹이가 어디로 숨었네요. 마루와 수지는 여기저기 야옹이를 찾아보지만 찾을 수가 없어요.

"야옹아, 어디 있니?"

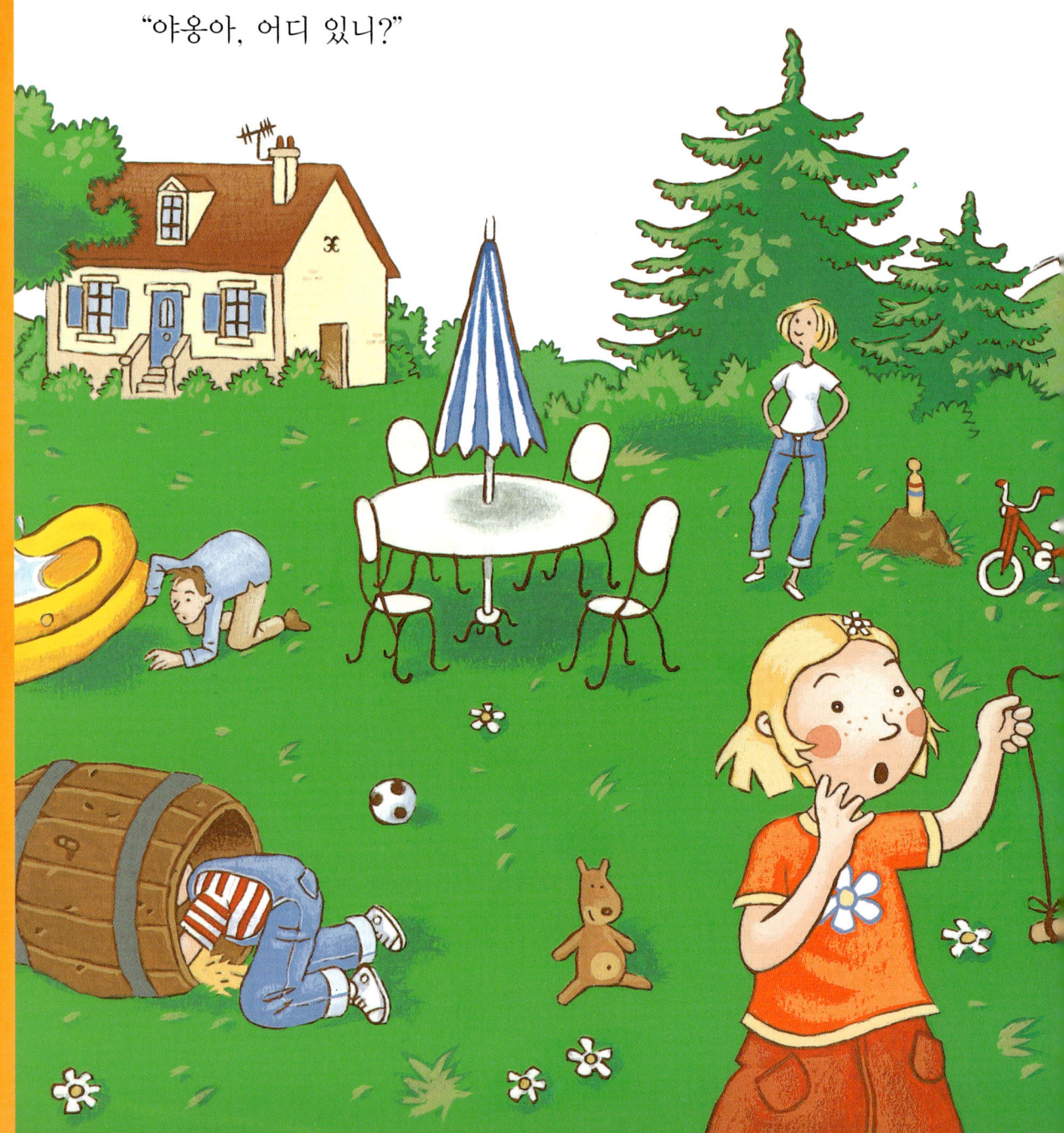

하긴 요새 야옹이 배가 부쩍 뚱뚱해졌어요. 엄마는 야옹이가 아기를 가졌다고 말했어요. 하지만 마루와 수지는 그게 무슨 말인지 모르겠어요.

"아기는 어떻게 생기지?"

"누가 가져다주는 건가? 아니면 하늘에서 떨어지는 걸까?"

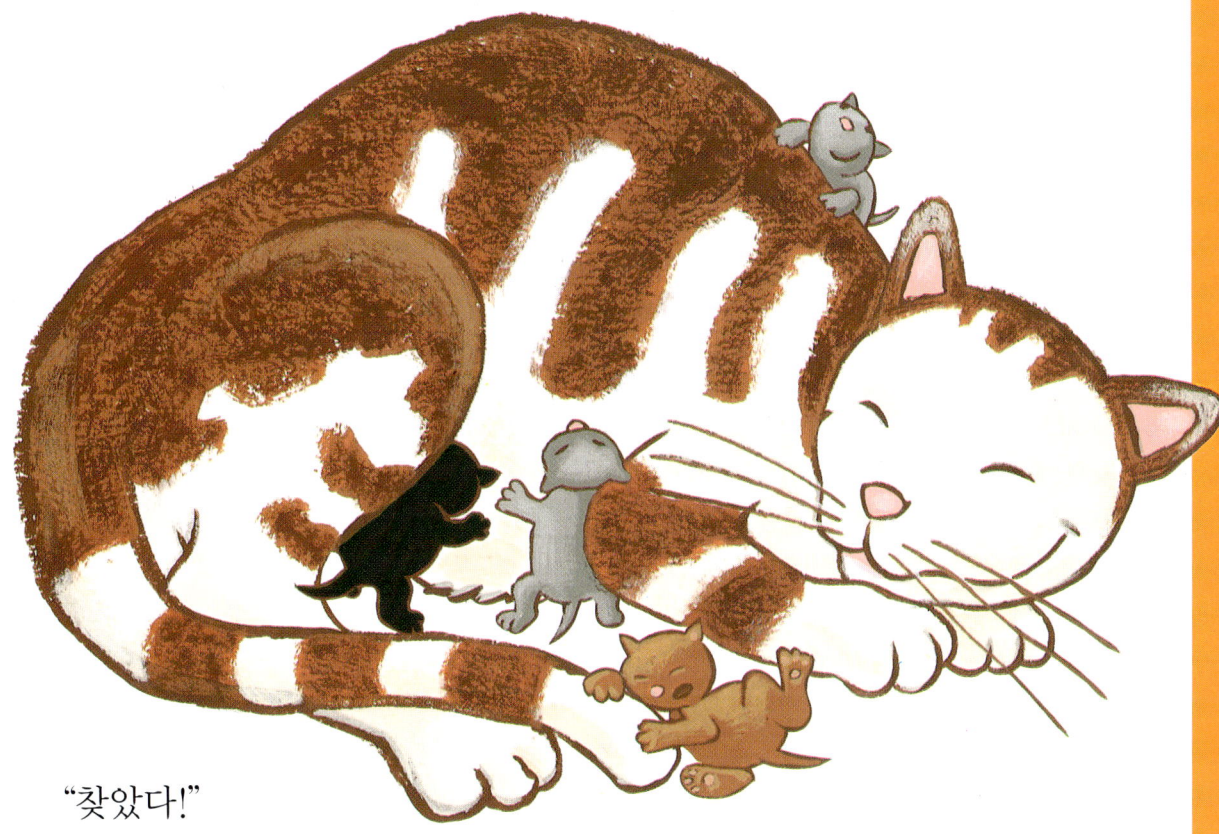

"찾았다!"

수지가 야옹이를 보고 소리쳤어요. 야옹이가 오래된 소나무 아래 누워 있지 뭐예요. 그런데 야옹이 옆에 아주 작은 아기 야옹이 네 마리도 누워 있어요! 노랑이 한 마리, 까망이 한 마리 그리고 회색이 두 마리.

엄마가 작은 소리로 속삭였어요.

"야옹이 뱃속에 있던 아기들이란다."

수지가 머리를 긁적이며 물었어요.

"어, 야옹이 뱃속에 어떻게 아기 고양이들이 생겼어요?"

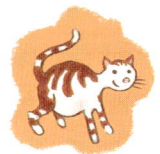
## 남자와 여자는 어떻게 다를까요?

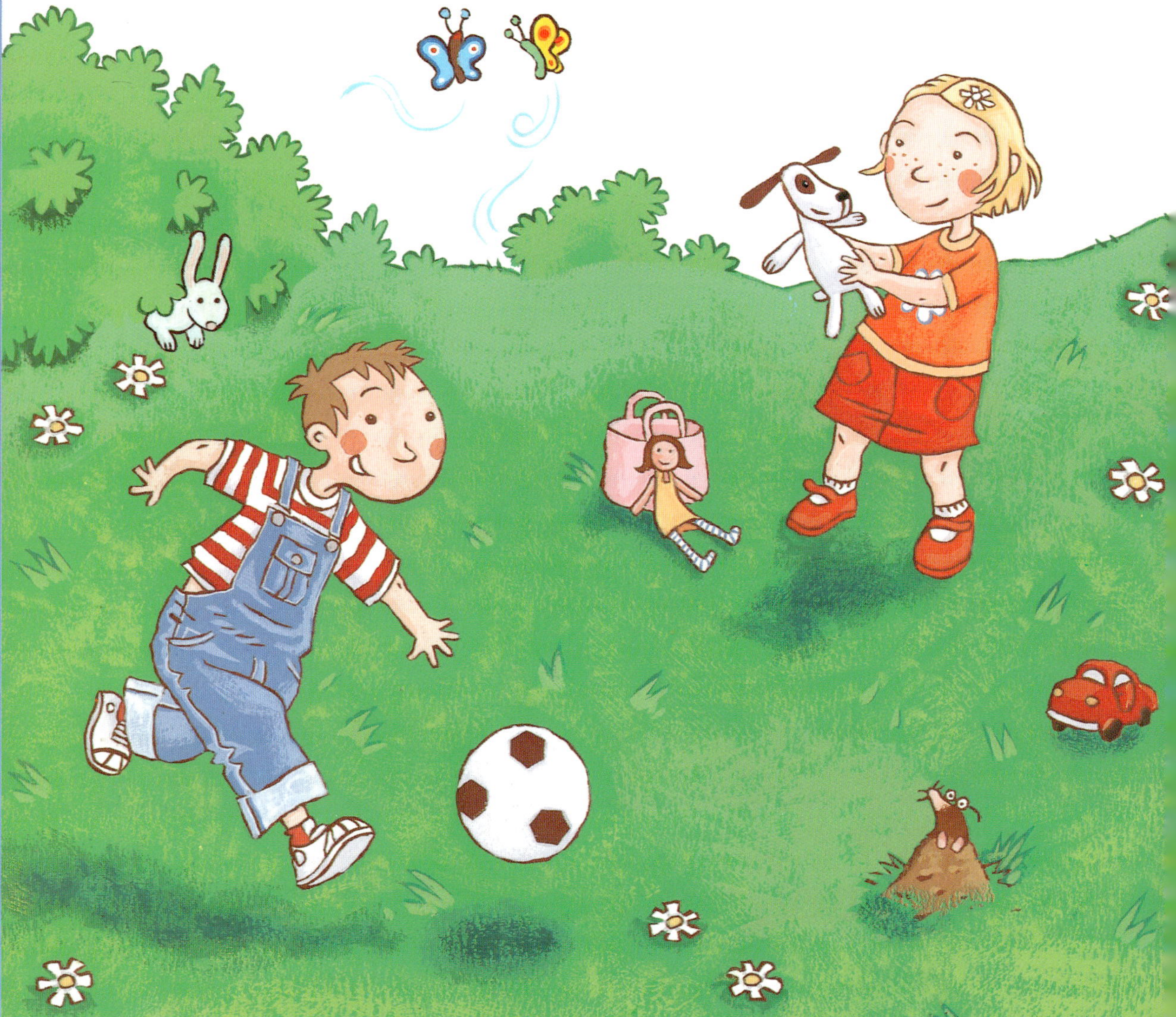

"야옹이가 낳은 아기 고양이들은 너희들이 태어난 것과 똑같은 방법으로 생겨났단다."

아빠는 이렇게 설명했어요.

"세상에 살고 있는 동물들은 대개 암컷과 수컷으로 나누어져 있어. 사람으로 치면 여자와 남자라는 말이야. 여자와 남자는 모두 머리가 있고, 팔, 다리들이 있어. 여자나 남자나 먹고 잠자는 건 똑같지만, 몸의 모양과 성기는 서로 다르단다."

"성기라는 것은 몸의 한 부분인데 사람이나 동물이 아기를 가질 수 있게 해 주는 곳이야. 남자의 성기는 음경이라고 부른단다. 여자의 성기는 다리 사이에 갈라진 작은 틈인데, 음부라고 불러."

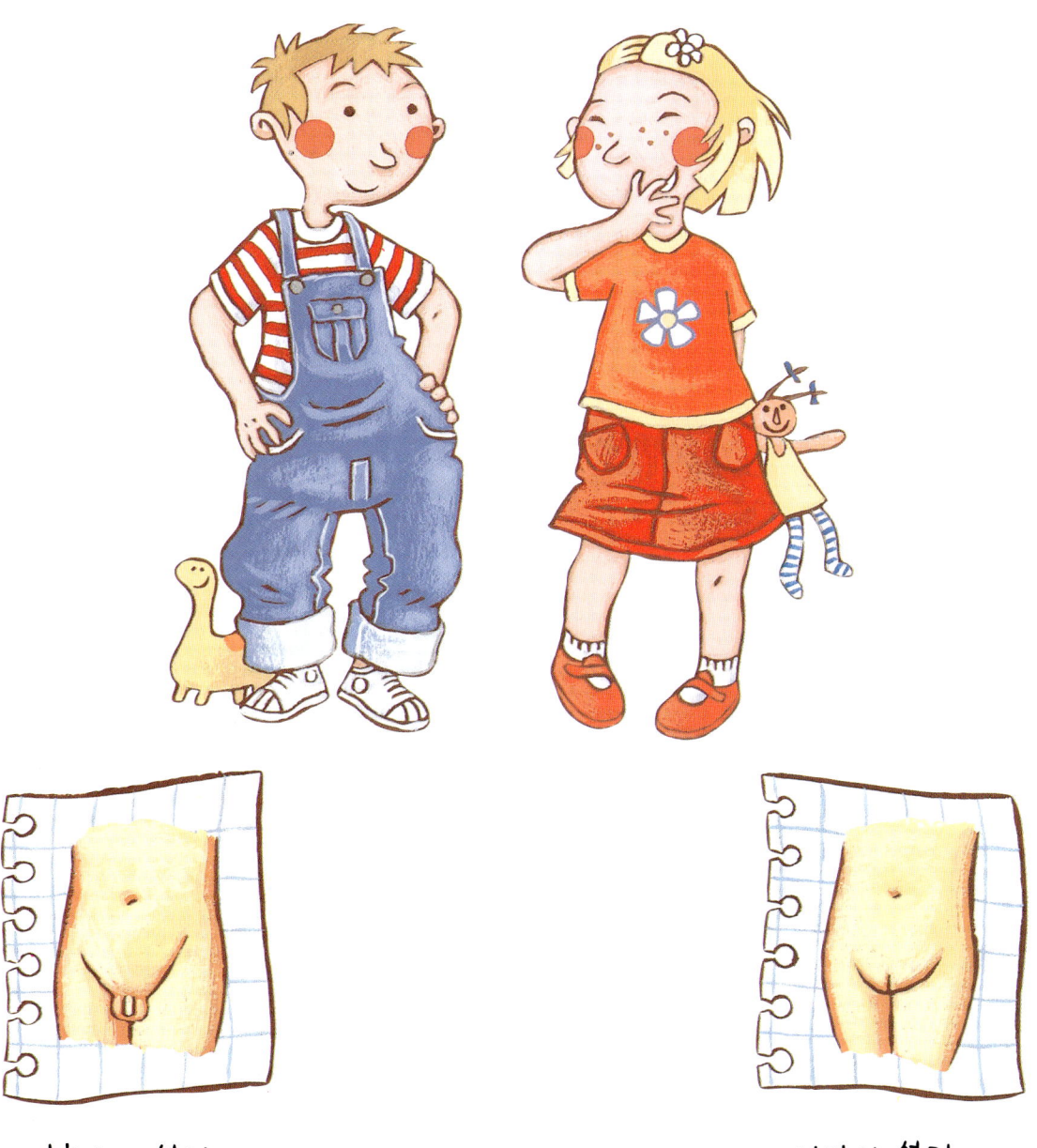

남자의 성기　　　　　　　　　　　　　　여자의 성기

## 아기는 어떻게 생길까요?

이번엔 엄마가 설명했어요.
"남자와 여자가 만나서 사랑하게 되면, 함께 있고 싶어지고 가족을 이루고 싶어진단다. 아이들끼리도 서로 사랑을 느낄 수 있어. 그래서 뺨에 뽀뽀를 하기도 하고 함께 놀기도 하는 거야. 하지만 어른이 되면 좀 달라진단다. 어른들은 서로 키스를 하고 몸으로 사랑을 나누지."

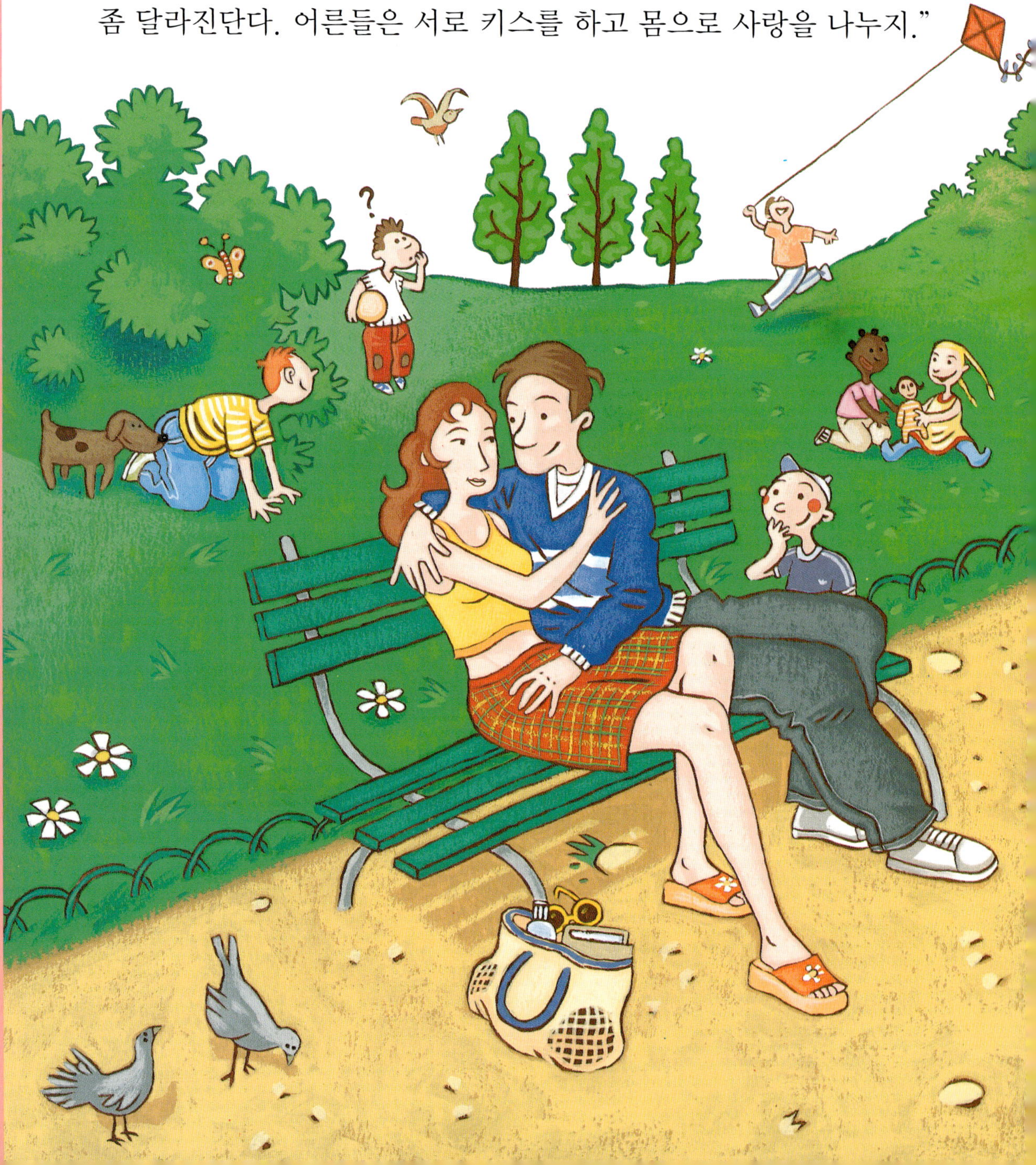

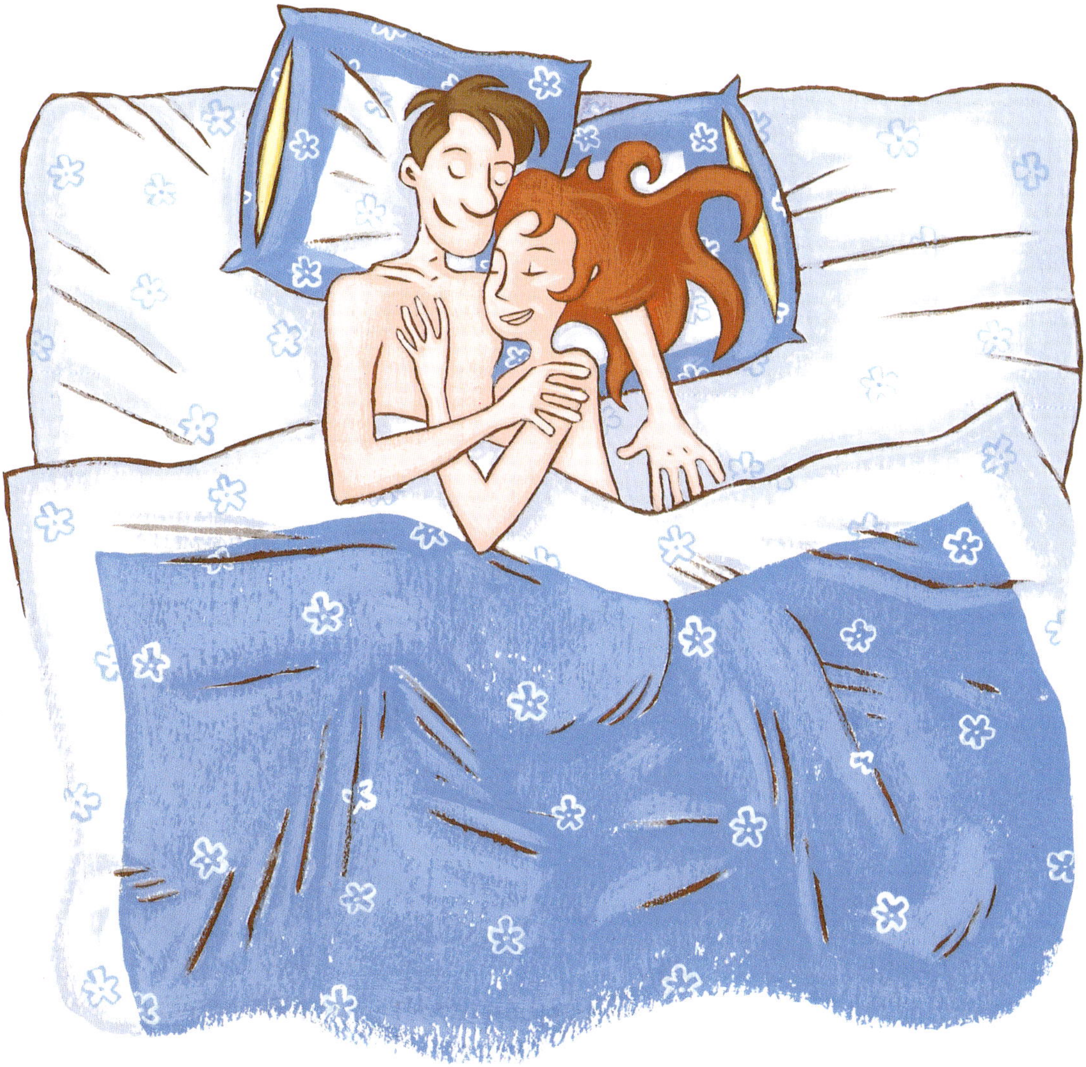

"남자와 여자는 서로 껴안고 쓰다듬는데, 그렇게 하면 기분이 아주 좋아진단다. 바로 그 때 아기를 만들 수 있게 되는 거야. 남자의 몸에서는 정자라는 세포들이 담긴 액체가 만들어져. 사랑을 나눌 때 남자는 성기를 여자의 성기에 넣는데, 그러면 여자 뱃속에 있는 자궁에 정자들이 들어가게 되는 거야."

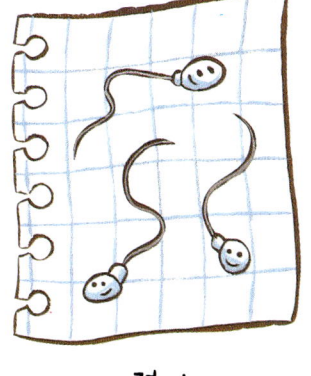

정자

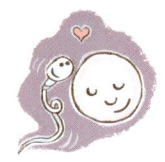 아기는 어떻게 생길까요?

**엄**마가 이야기하는 동안 아빠는 종이와 연필을 가지러 갔어요.
"그 다음에 어떻게 되는지 그림으로 보자. 자궁 안에 들어간 정자들은 작은 꼬리를 흔들며 엄마의 난소에서 만들어진 난자라는 세포를 향해 헤엄쳐 간단다. 정자들이 모두 난자 속에 들어갈 수 있는 건 아니야. 많은 정자들 가운데 단 하나만이 난자의 막을 뚫고 들어가 난자와 합쳐질 수 있어. 난자와 정자가 합쳐진 이 세포를 수정란이라고 하는데 엄마 뱃속에서 자라 아기가 된단다."

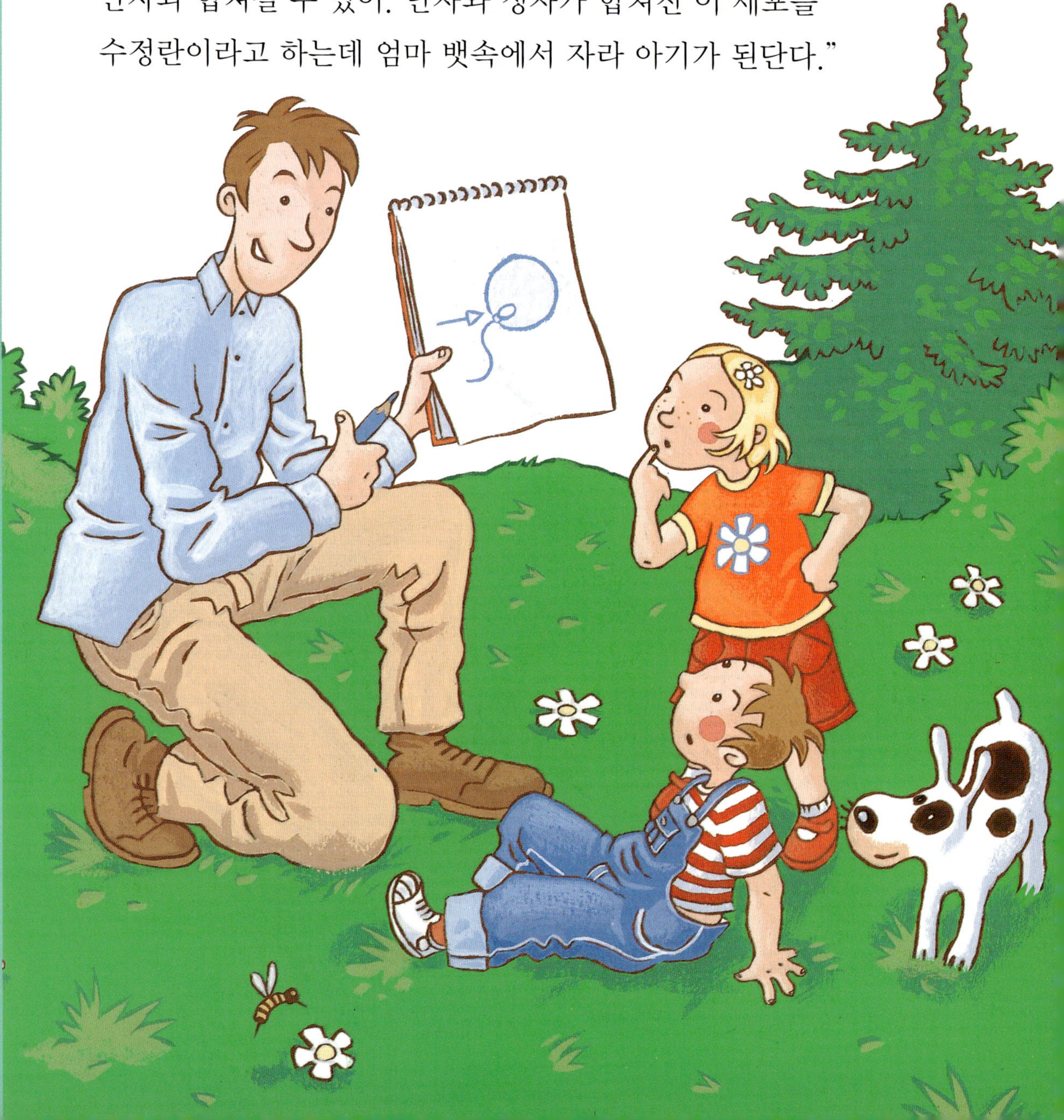

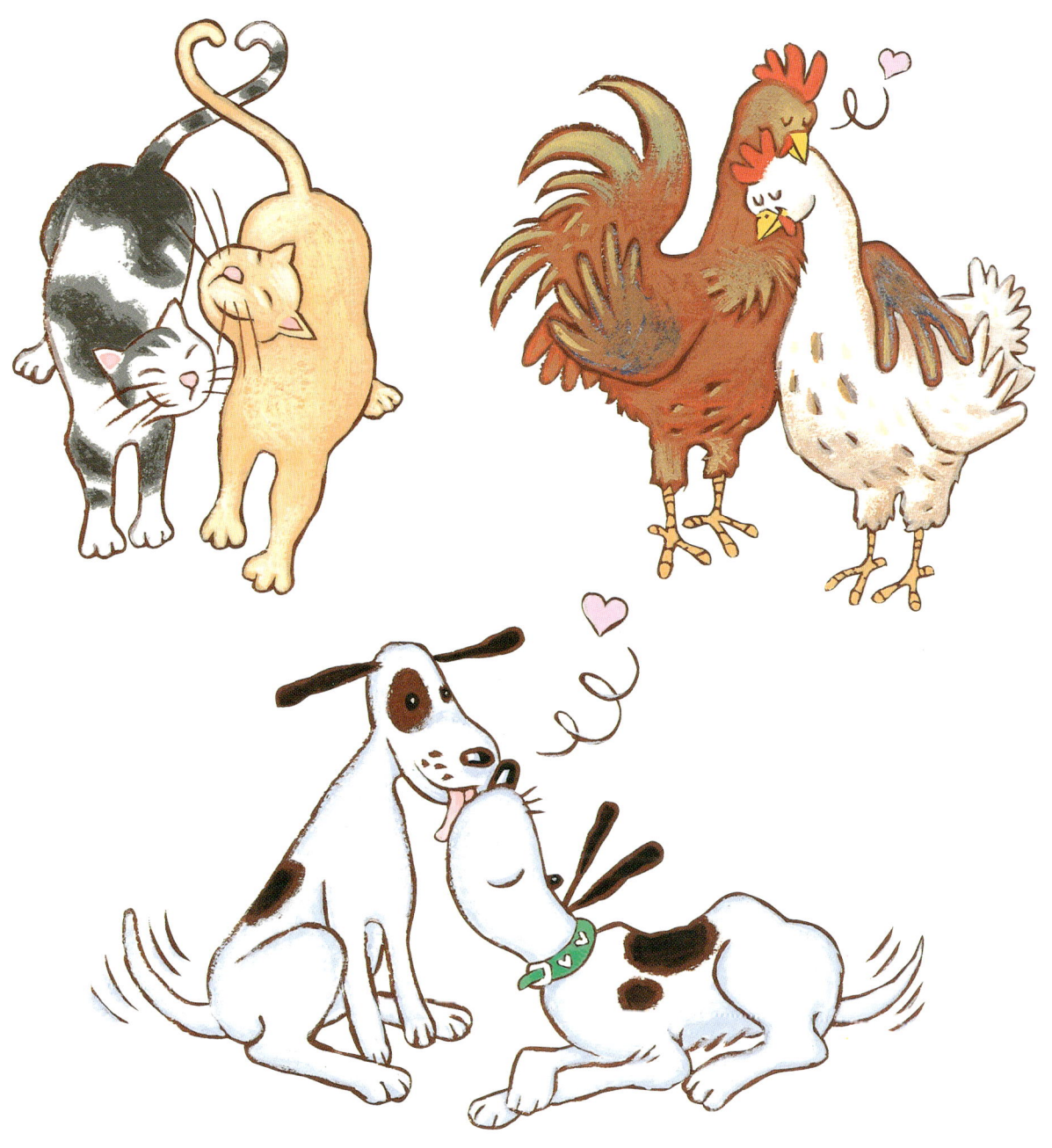

"그럼 동물들은 어떻죠?"
아직도 야옹이 아기가 어떻게 생겼는지 궁금한 마루가 물었어요.
"사람과 거의 비슷해. 수컷과 암컷이 짝짓기를 해서 새끼를 만들지."
엄마가 대답했어요.

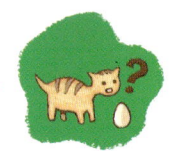 ## 동물들은 어떻게 새끼를 가질까요?

"동물들은 뱃속에 아기를 여러 마리 가지나요?"
네 마리나 되는 아기 고양이들이 신기한 듯 마루가 물었습니다.
"아니, 모두 다 그런 건 아니야. 야옹이 같은 고양이들이나 개들은 보통 새끼를 여러 마리 갖지만, 사람이나 코끼리들에겐 그런 일이 아주 드물단다. 물고기나 새는 새끼를 낳는 방법이 아주 다르고."
아빠가 대답했어요.

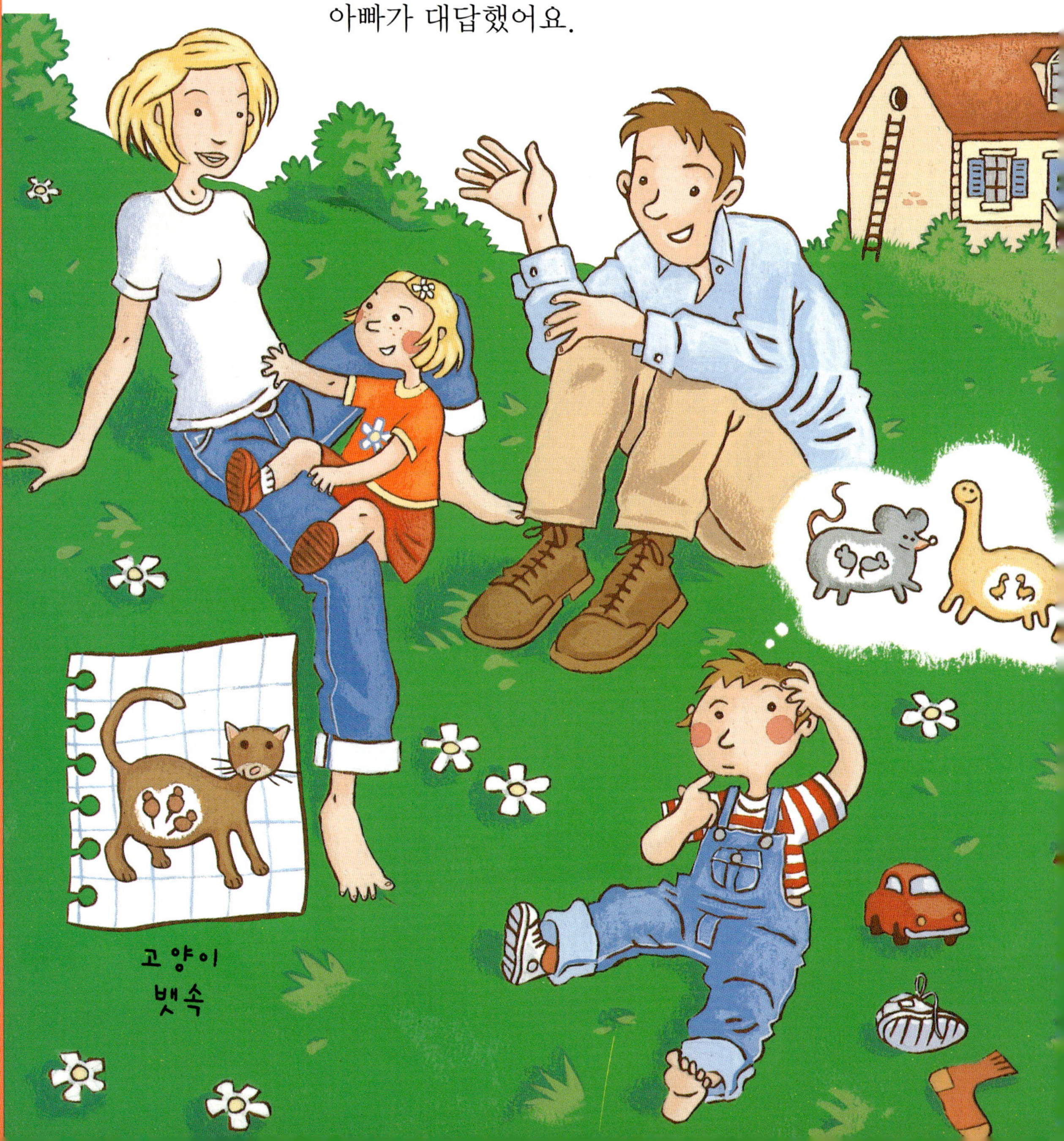

고양이 뱃속

"어떻게 다른데요?"

마루와 수지가 입을 모아 물었어요.

"암탉과 수탉을 보자. 닭들이 짝짓기를 하면 암탉 뱃속에 생기는 아기는 껍데기로 싸이게 된단다.

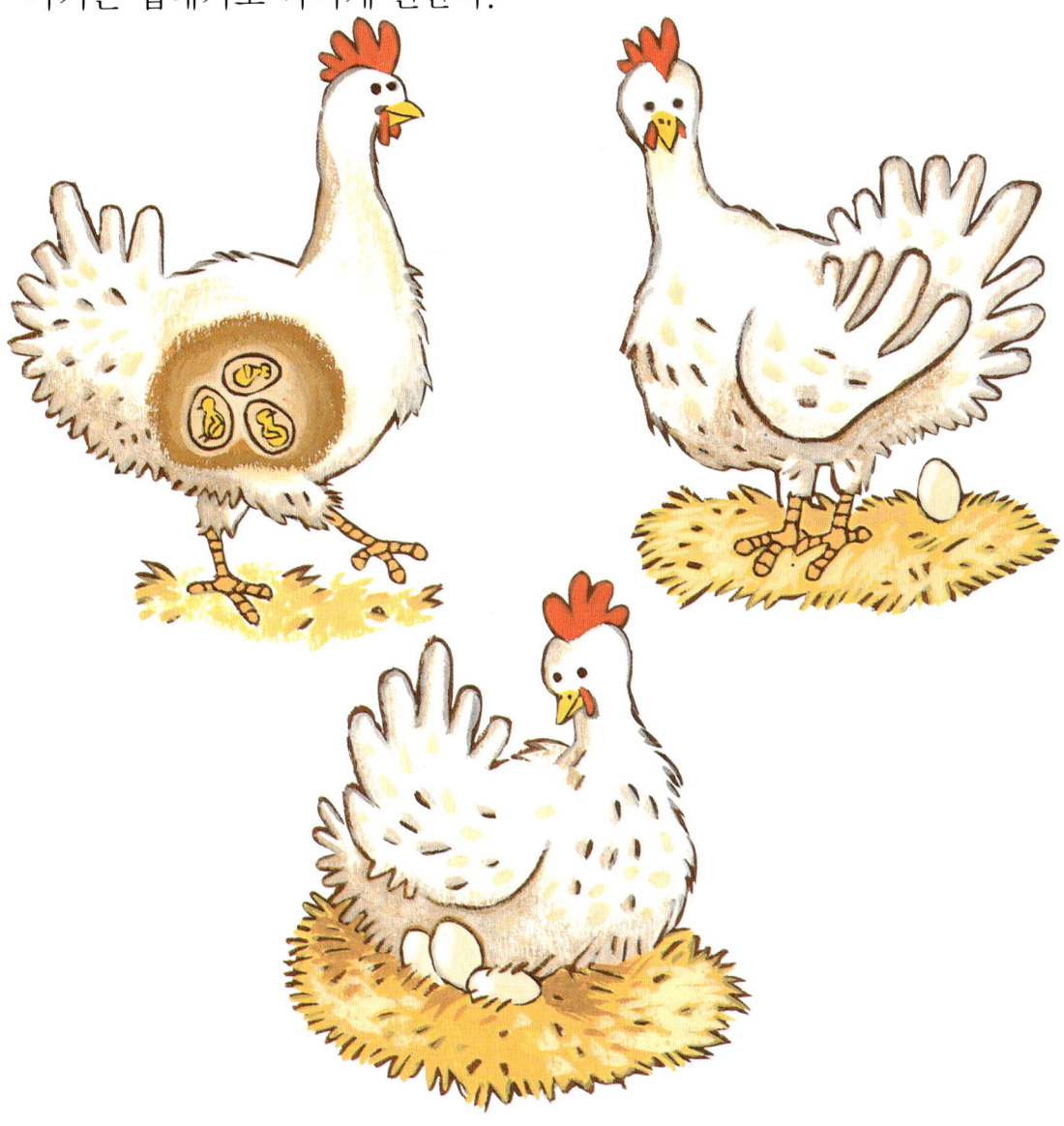

그게 바로 달걀이야. 암탉은 병아리가 아니라 알을 낳아. 병아리는 암탉이 몸 밖으로 낳은 달걀 안에서 자라게 되는 거야."

그 때 야옹이가 움직였어요. 몸을 쭉 늘여 기지개를 켜고 아기 고양이들을 혀로 싹싹 핥아 주더니 마루와 수지네 가족들 쪽으로 등을 돌리고는 몸을 동그랗게 말고 누웠어요.
"어, 야옹이가 토라졌나 봐요!"
마루는 야옹이가 걱정이 됐어요. 그러자 아빠가 말했어요.
"그렇지 않아. 야옹이는 그냥 아기 고양이들과 조용히 있고 싶은 거야. 고양이들은 쉬게 놔두고 우리는 간식이나 먹자."

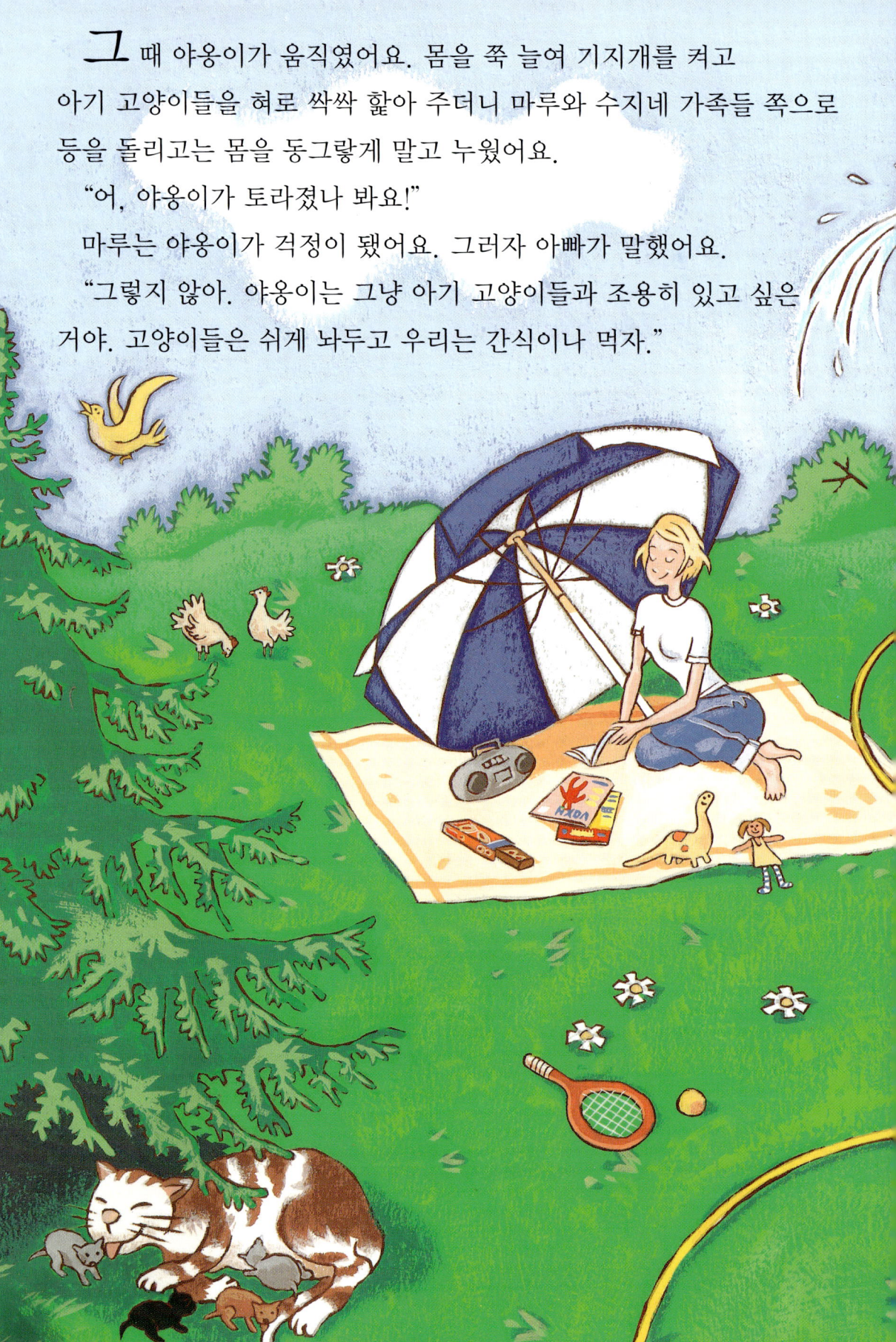

간식을 먹은 뒤 마루와 수지는 풀밭에 물을 주었어요. 물주기는 아이들이 좋아하는 놀이거든요. 날씨가 더워서 아이들은 신나게 물장난을 했어요. 마루는 흠뻑 젖어 버렸네요!

수지는 야옹이가 쉬고 있는 소나무 앞을 지나다가 멈추어 섰어요. 고양이들을 보자 또 궁금한 것이 막 생겼거든요.

수지는 들고 있던 물뿌리개를 내려놓고 아빠에게 뛰어갔어요.

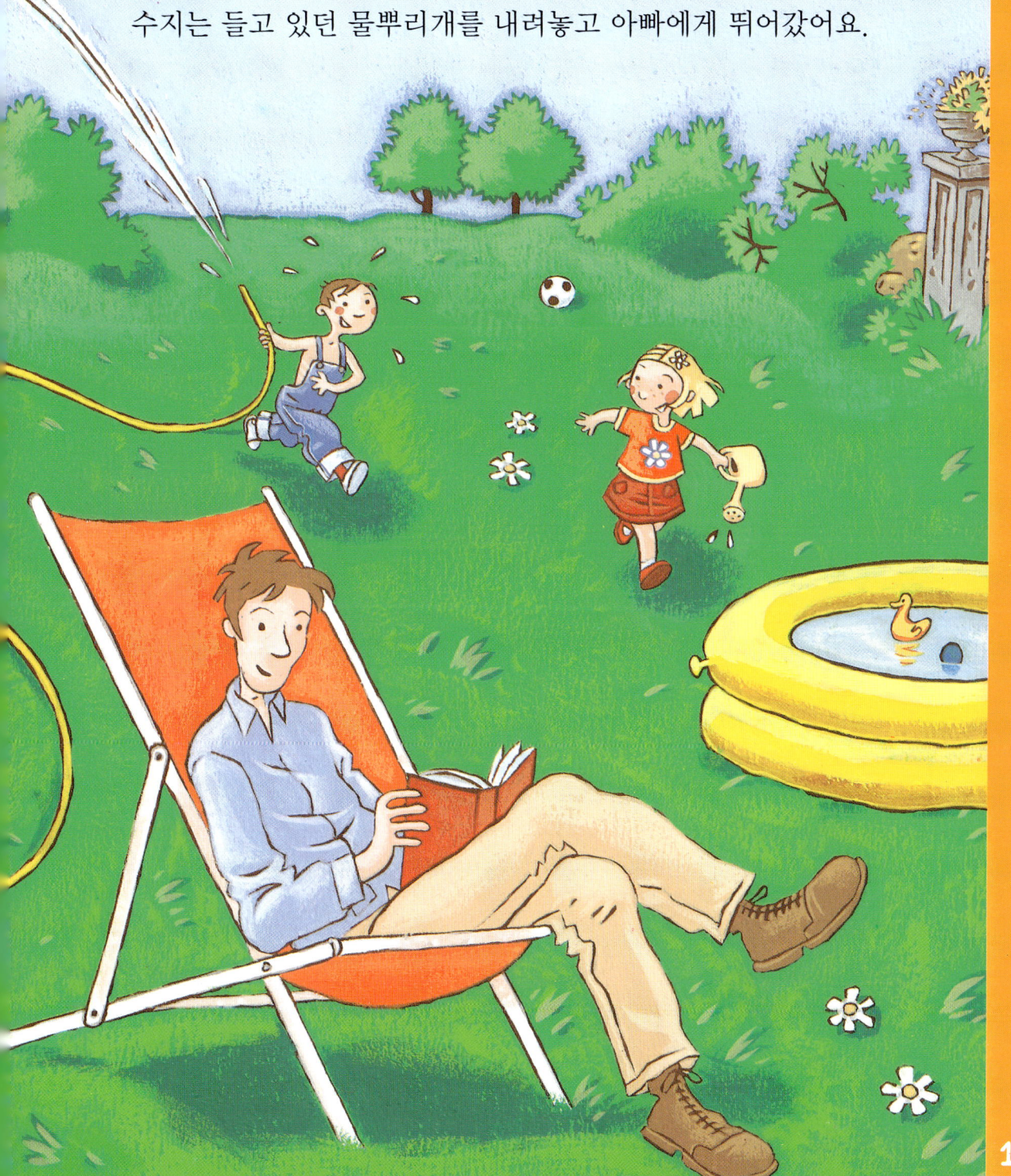

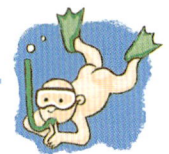

## 아기는 엄마 뱃속에서 어떻게 사나요?

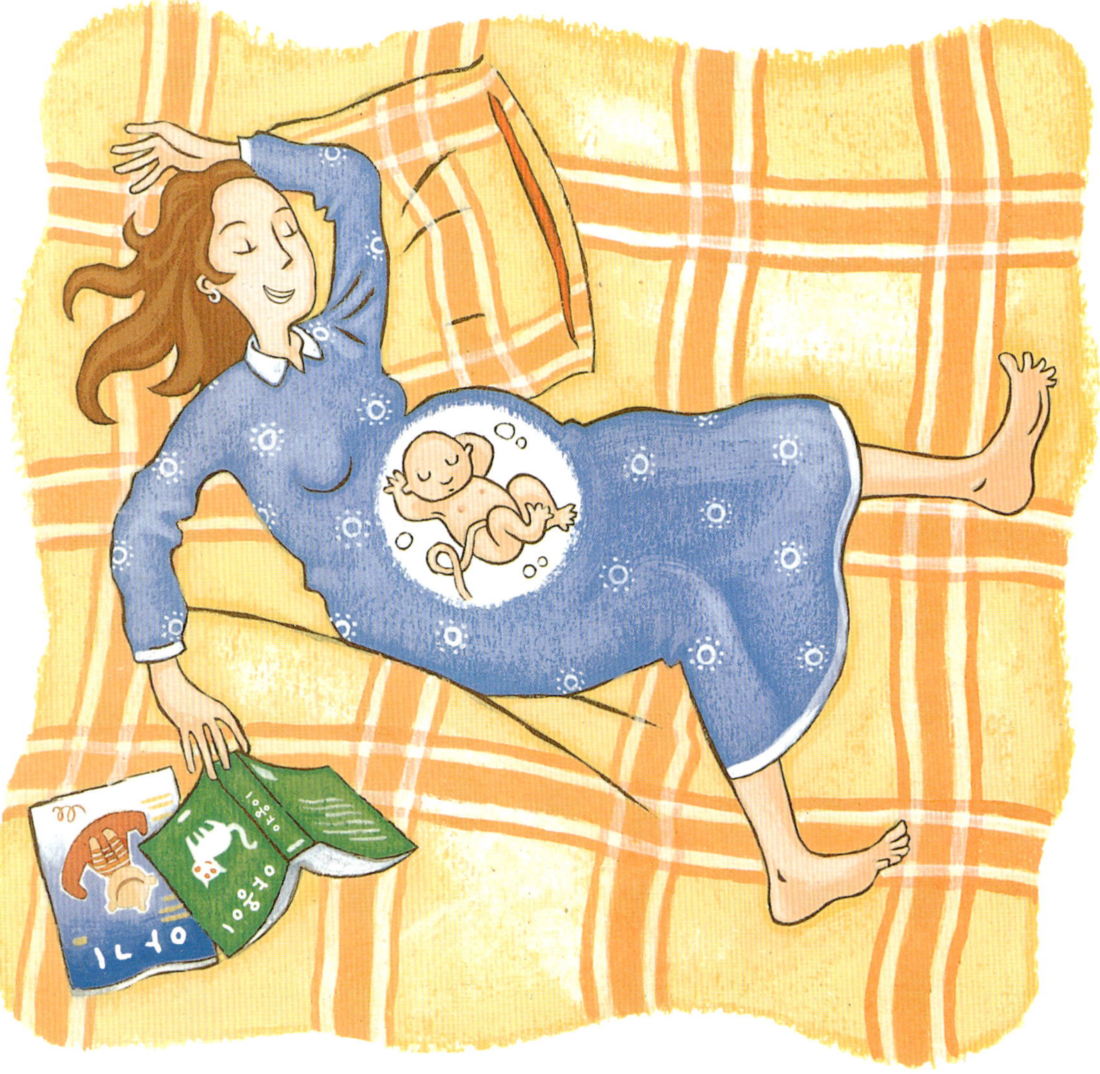

"아빠, 아기가 엄마 뱃속에 있을 때는 어떻게 밥을 먹어요? 숨은 어떻게 쉬고요?"

수지가 물었어요.

"아기는 엄마 뱃속에 있는 물주머니 속에서 산단다. 아기 주위엔 숨쉴 공기도, 먹을 우유도 없어. 그래도 아기는 자라지. 조금씩 조금씩 머리가 둥글어지고, 손가락도 자라난단다. 신기하지?"

"실은 엄마가 아기에게 필요한 것을 직접 전해 준단다. 아기의 배와 엄마의 몸은 줄로 이어져 있거든. 그 줄을 탯줄이라고 해. 아기는 탯줄을 통해서 엄마가 먹은 것과 숨쉰 공기를 받아 먹고 숨을 쉬는 거야. 그렇지만 아기는 초콜릿이나 야채 같은 음식 맛을 느끼지는 못해. 그래도 엄마 아빠가 나누는 이야기나 음악 소리는 들을 수 있어. 몸을 움직여서 발로 차기도 한단다."

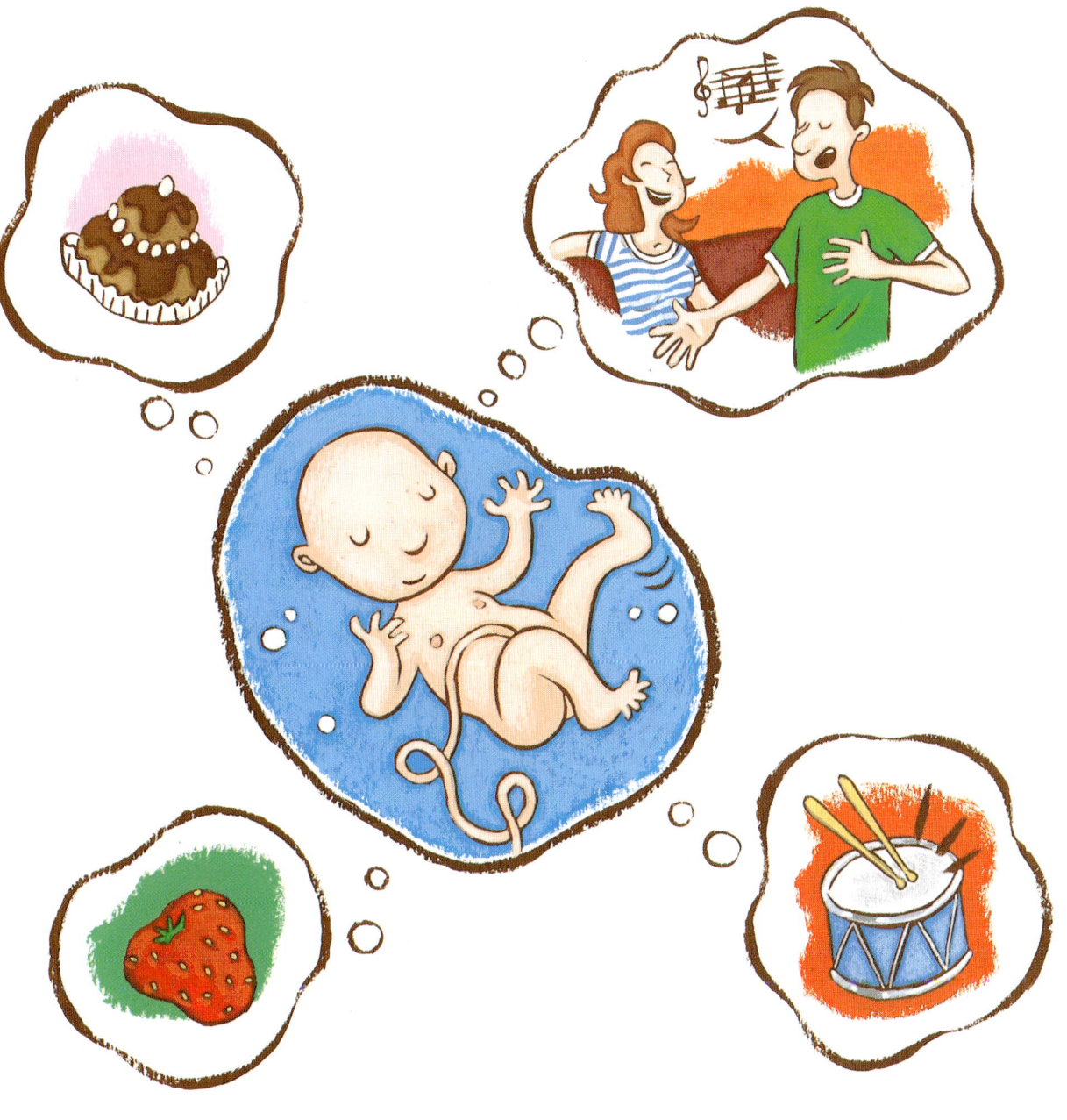

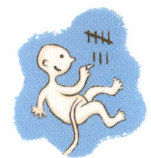
## 아기는 엄마 뱃속에서 어떻게 사나요?

마루와 엄마가 아빠와 수지가 있는 곳으로 왔어요.
"아기는 얼마 동안이나 엄마 뱃속에서 사나요?"
마루도 아직 궁금한 게 많은가 봐요.
"너희들은 엄마 뱃속에서 만 아홉 달씩 있었단다. 코, 입, 귀, 다리 같은 것이 만들어지고 자라서 아기 모습이 되려면 만 아홉 달이 걸리거든."
엄마가 대답했어요.

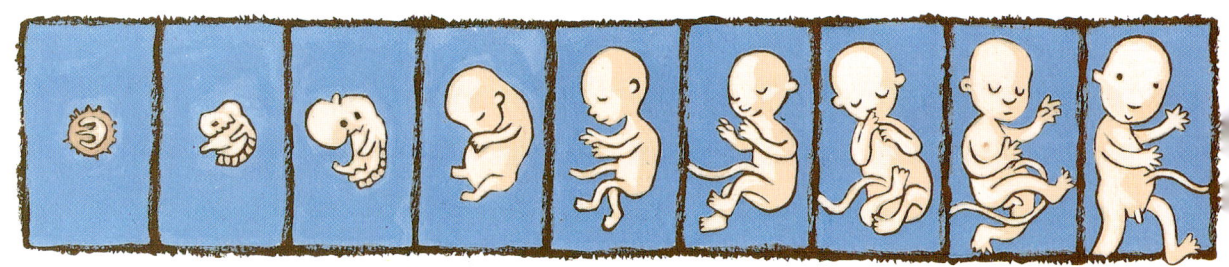

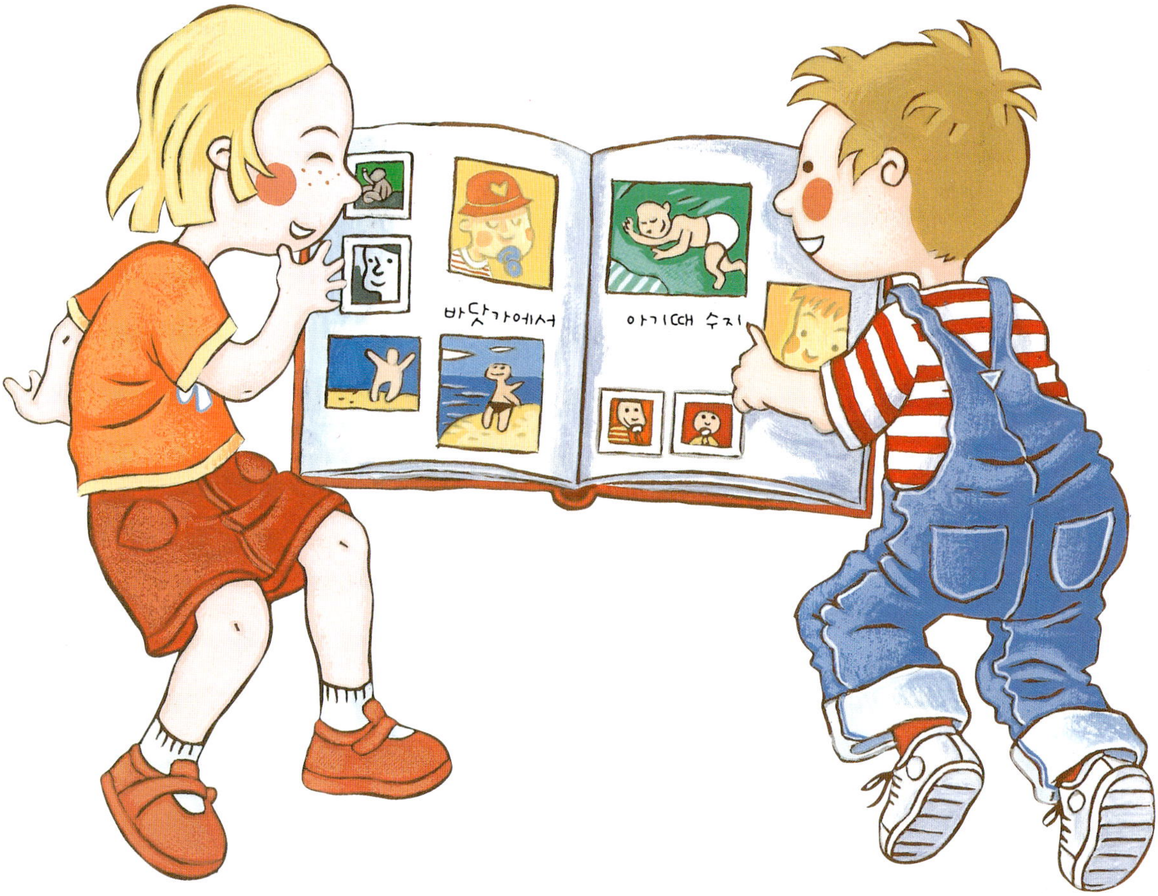

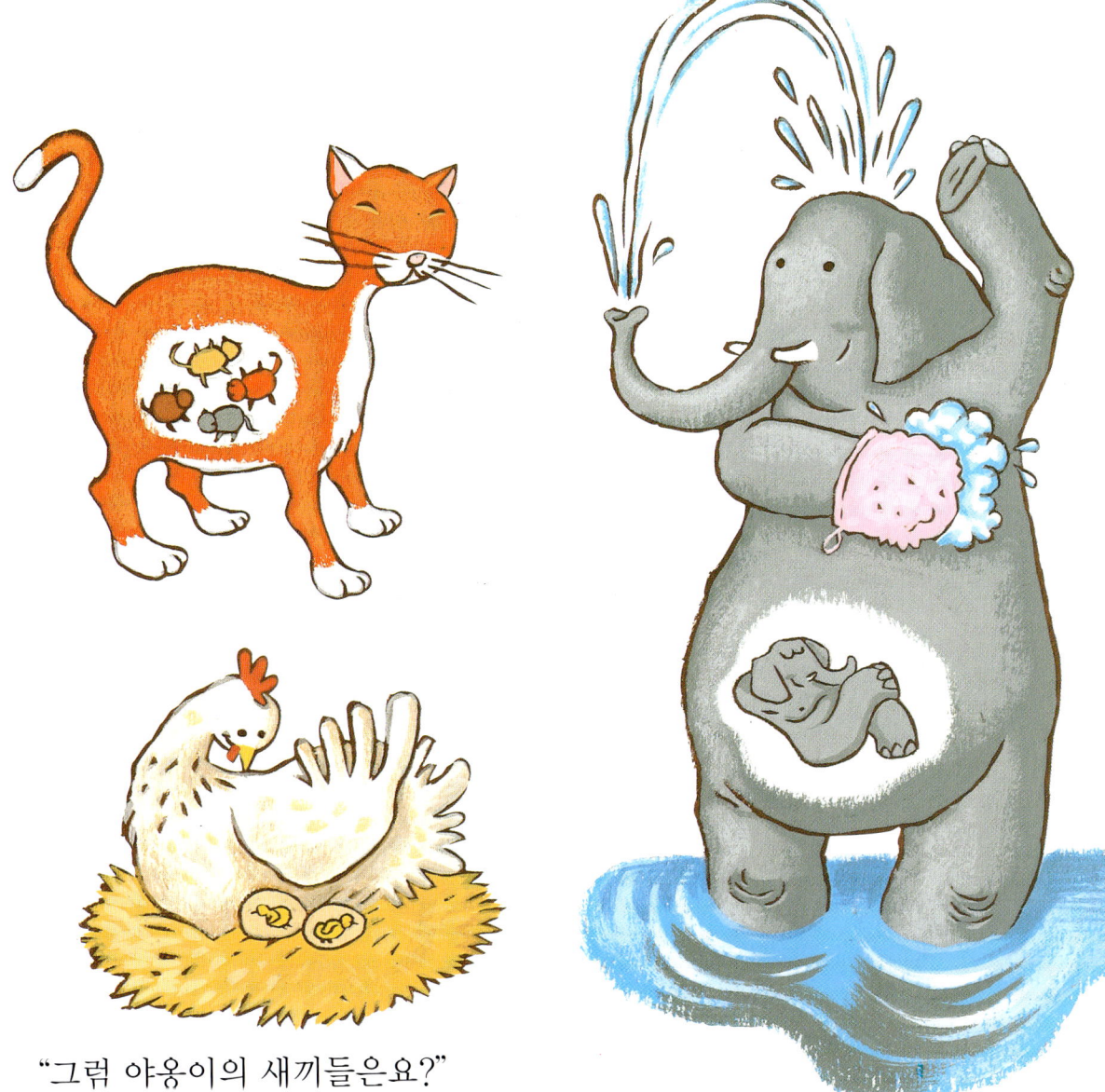

"그럼 야옹이의 새끼들은요?"
수지가 물었어요.

"야옹이의 아기들은 뱃속에 두 달 동안만 있으면 돼. 고양이들은 사람보다 작으니까 자라는 데 사람보다 시간이 적게 걸려. 그런데 아기 코끼리들은 훨씬 더 많은 시간이 필요하단다. 엄마 뱃속에 거의 2년 동안이나 있거든."

"병아리들은요?"

"병아리들은 말이야, 21일 동안 달걀 속에서 자란단다. 암탉은 달걀들을 따뜻하게 해 주려고 달걀 위에 있어. 그걸 알을 품는다고 해."

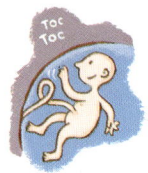

## 아기는 어떻게 태어날까요?

"아기들은 어떻게 엄마 뱃속에서 나와요?"
마루가 엄마에게 물었어요.
"만 아홉 달이 지나면 아기는 나올 준비가 다 됐다는 신호를 보내. 그러면 엄마는 아기를 잘 낳을 수 있도록 도와주는 산부인과 병원으로 가지. 아기는 엄마 다리 사이에 있는 구멍을 통해 밖으로 나온단다. 엄마는 아기가 나오도록 아주 세게 힘을 주어 밀어내고, 아기가 나오면 의사 선생님이 탯줄을 잘라. 아기는 그렇게 태어나는 거야."

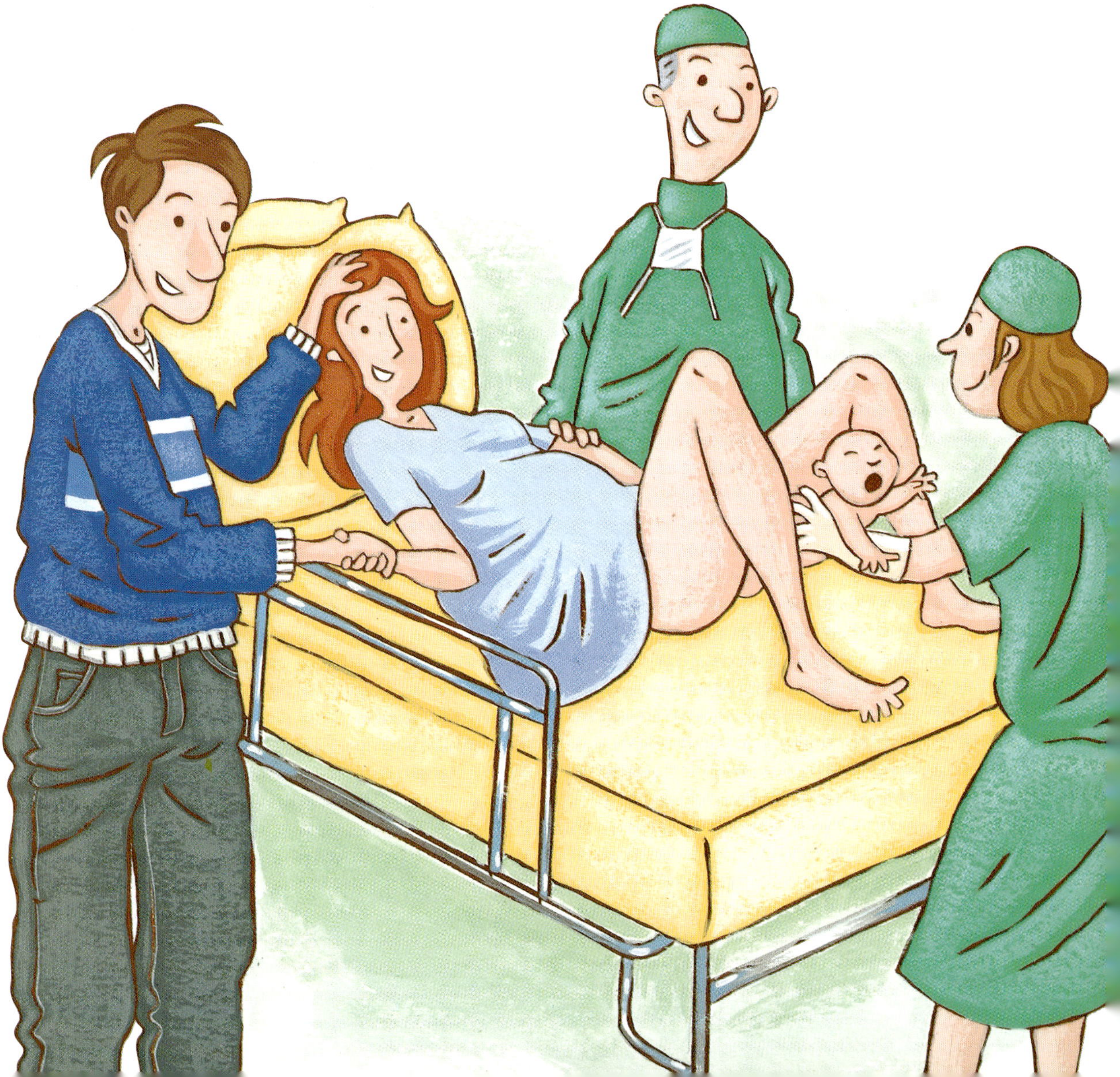

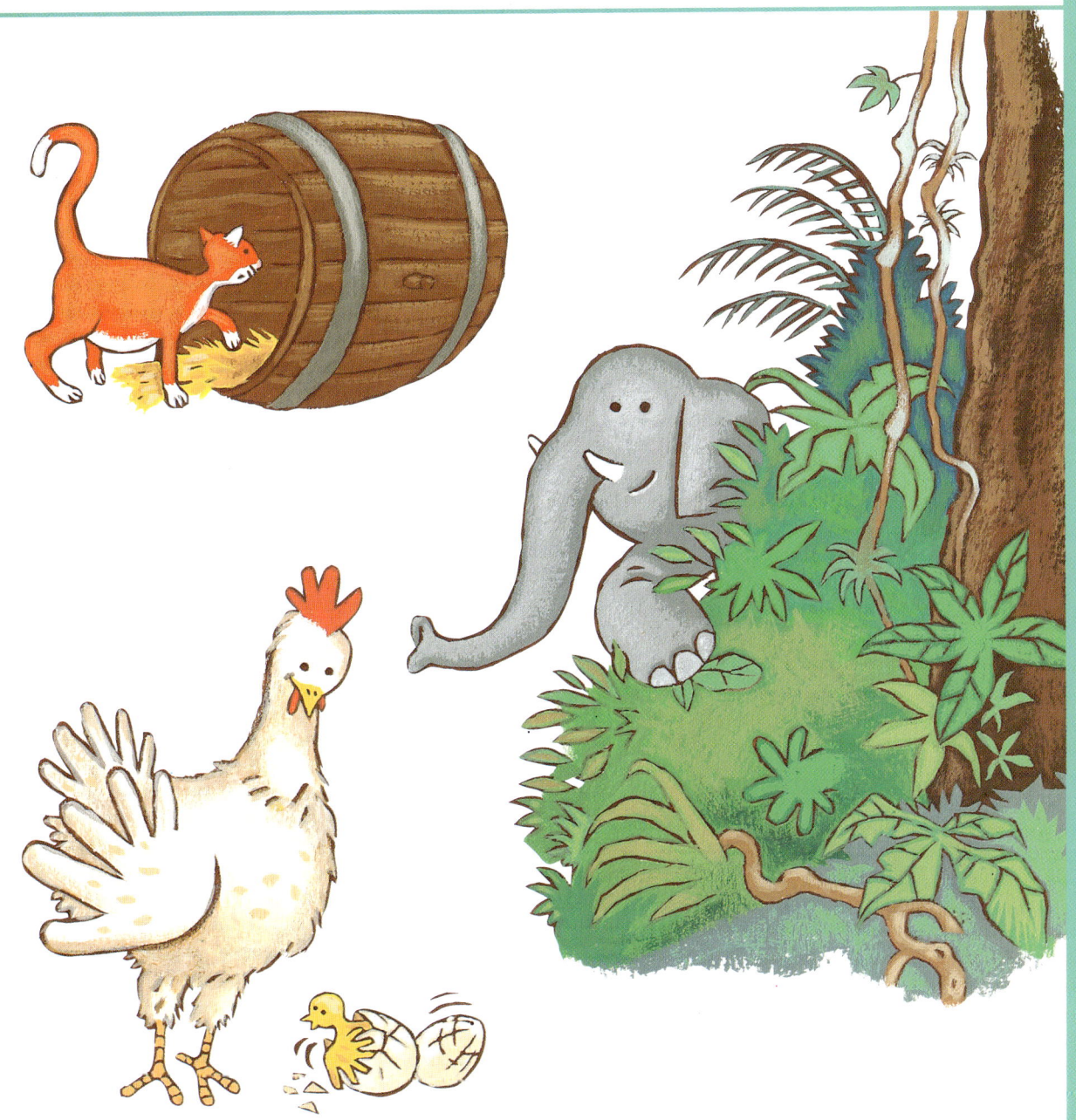

 "고양이나 코끼리도 마찬가지야. 어미 동물은 야옹이처럼 조용한 곳으로 가서 아기들이 배에서 나오기를 기다려."

 "그럼 병아리는 어떻게 나오죠?"

 호기심 많은 마루가 또 물었어요.

 "달걀 속에서 몸이 다 자란 병아리들은 부리로 달걀 껍데기를 깨고 나온단다."

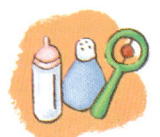

## 아기는 어떻게 돌보나요?

"갓난아기들은 뭘 할 줄 아나요?"
수지가 아기 고양이를 바라보다가 엄마에게 물었어요.
"아기가 태어나서 처음 몇 달 동안은 잠을 많이 자고 젖이나 우유만 먹어. 그리고 혼자서는 아무것도 못하니까 엄마 아빠가 아주 정성스럽게 돌봐 주어야 한단다."

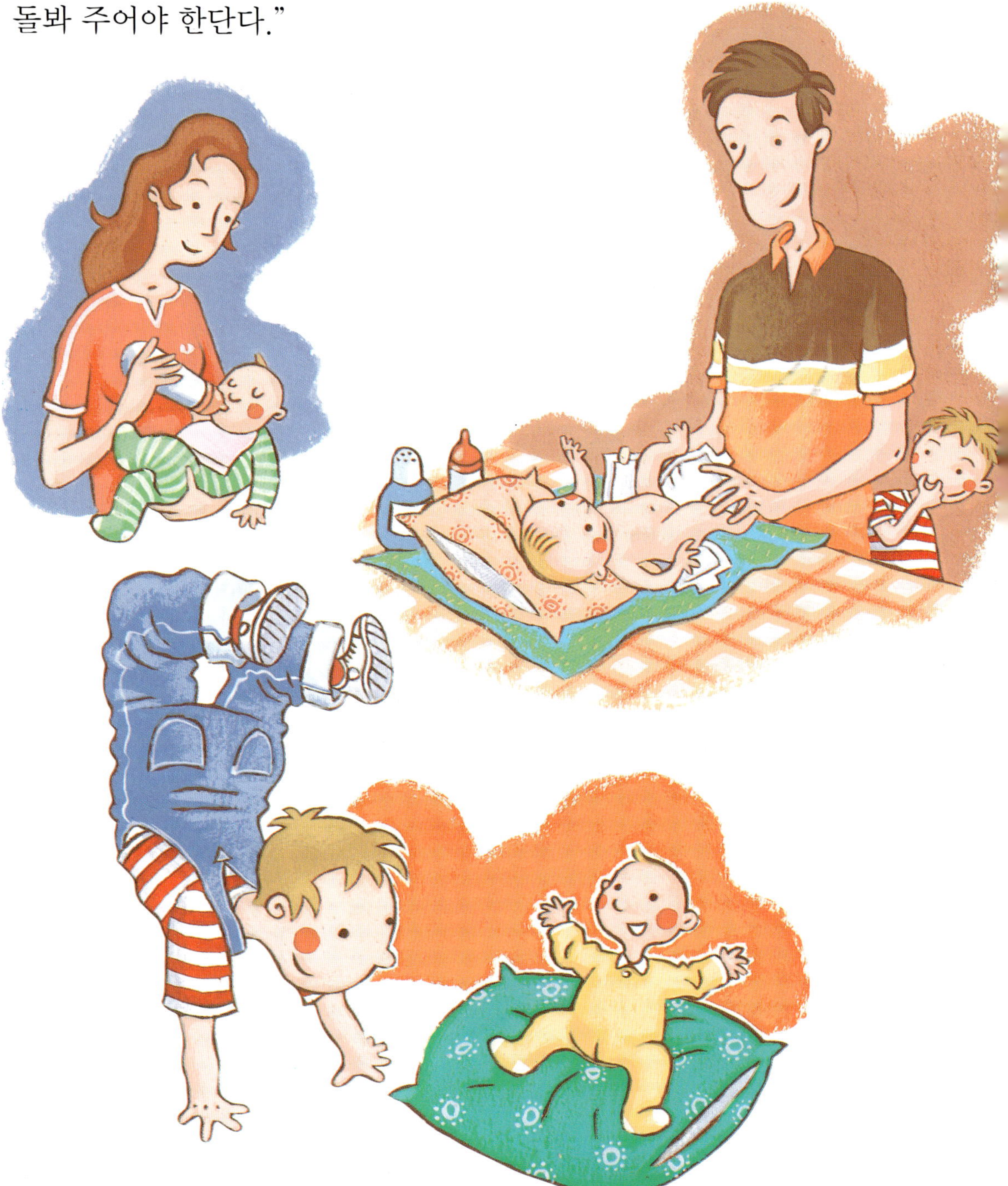

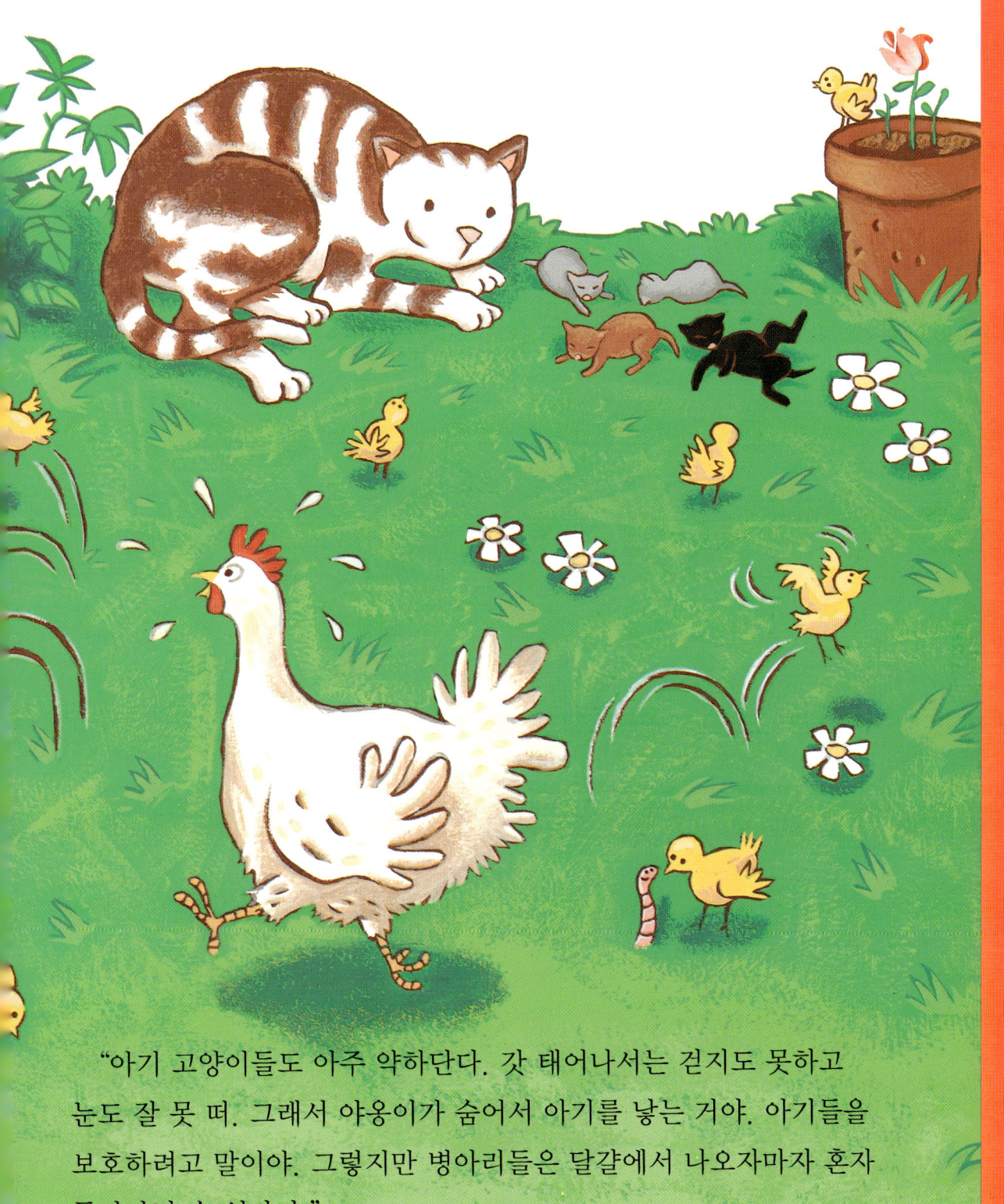

"아기 고양이들도 아주 약하단다. 갓 태어나서는 걷지도 못하고 눈도 잘 못 떠. 그래서 야옹이가 숨어서 아기를 낳는 거야. 아기들을 보호하려고 말이야. 그렇지만 병아리들은 달걀에서 나오자마자 혼자 돌아다닐 수 있단다."

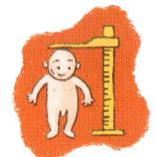# 아기는 어떻게 자라나요?

"아기들은 날마다 달라진단다. 커 가면서 먹는 것, 걷는 것, 말하는 것을 배워.

마치 집이 조금씩 지어지듯 아기들의 몸이 자라나는 거지. 생각도 커지고 말이야. 아기들이 엄마 아빠 없이 살 만큼 자라게 되면 이젠 자기들이 아기를 가질 차례가 되는 거야."

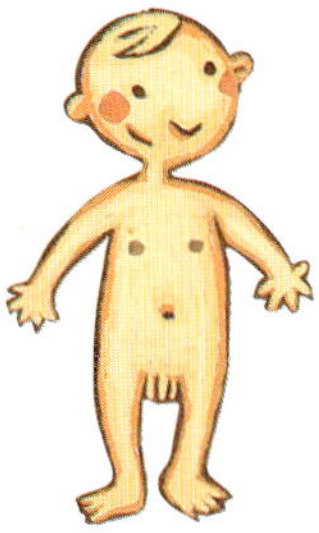

남자 아기가

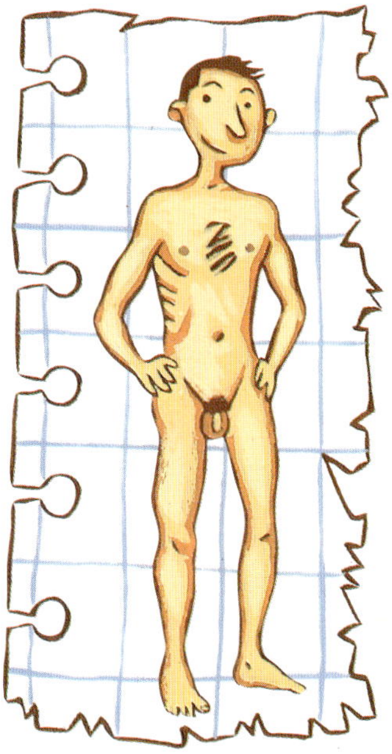

남자 어른이 됩니다.

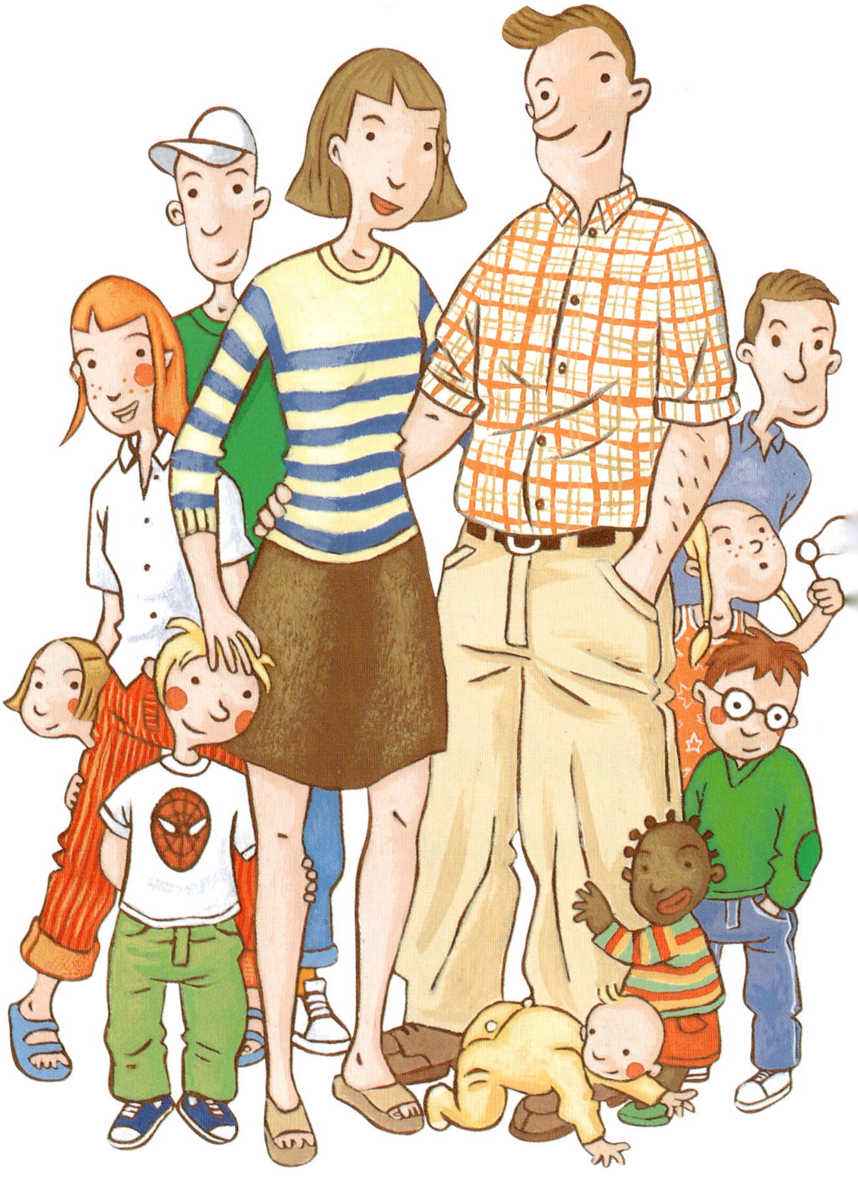

"동물들은 대개 사람보다 더 빨리 자란단다. 아기 고양이들은 석 달만 지나면 엄마 없이도 살 수 있게 돼. 그 때가 되면 고양이들은 벌써 털과 수염이 자라고 이빨도 나 있거든.

쥐들은 태어난 지 한 달이면 벌써 다 자라서 아기를 가질 수가 있대!"

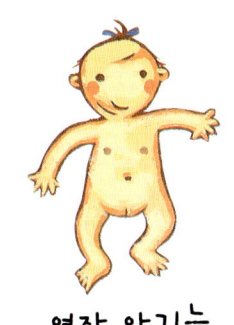

여자 아기는

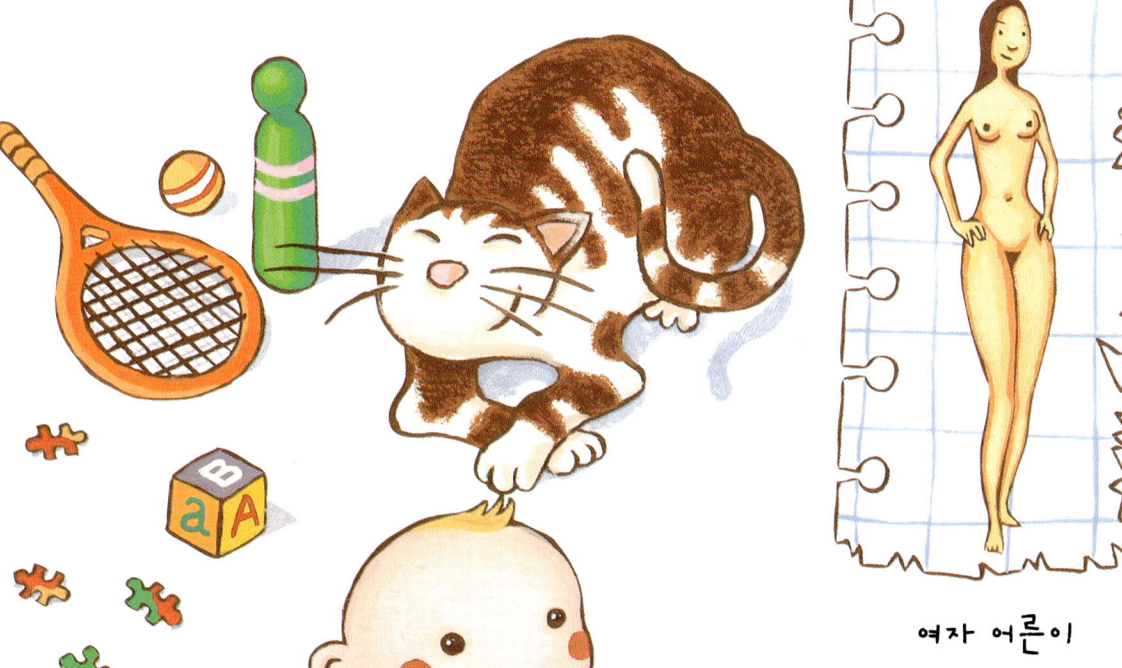

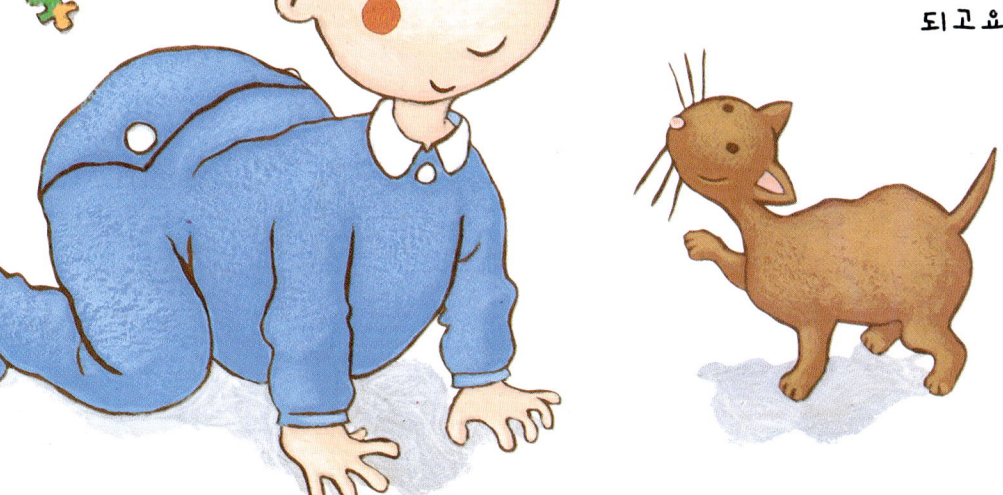

여자 어른이 되고요.

아기가 어떻게 태어나는지 듣는 동안 오후가 훌쩍 지나가 버렸어요.

벌써 저녁을 먹을 시간이에요. 아빠가 고기 구울 준비를 하고 있어요. 마루와 수지는 배가 고파져서 엄마를 도와 식탁을 차렸지요.

마루에게 전화가 왔어요. 아빠와 엄마가 웃었어요. 마루의 여자 친구 전화였거든요. 수지는 '이때다' 하고 한껏 오빠를 놀립니다.

"오빠 애인이래요~. 애인이래요~."

아이들이 정원 한가운데로 뛰어갔어요. 엄마 아빠가 이제 겨우 쉴 수 있게 되었네요. 그럼 오늘 질문은 여기까지!

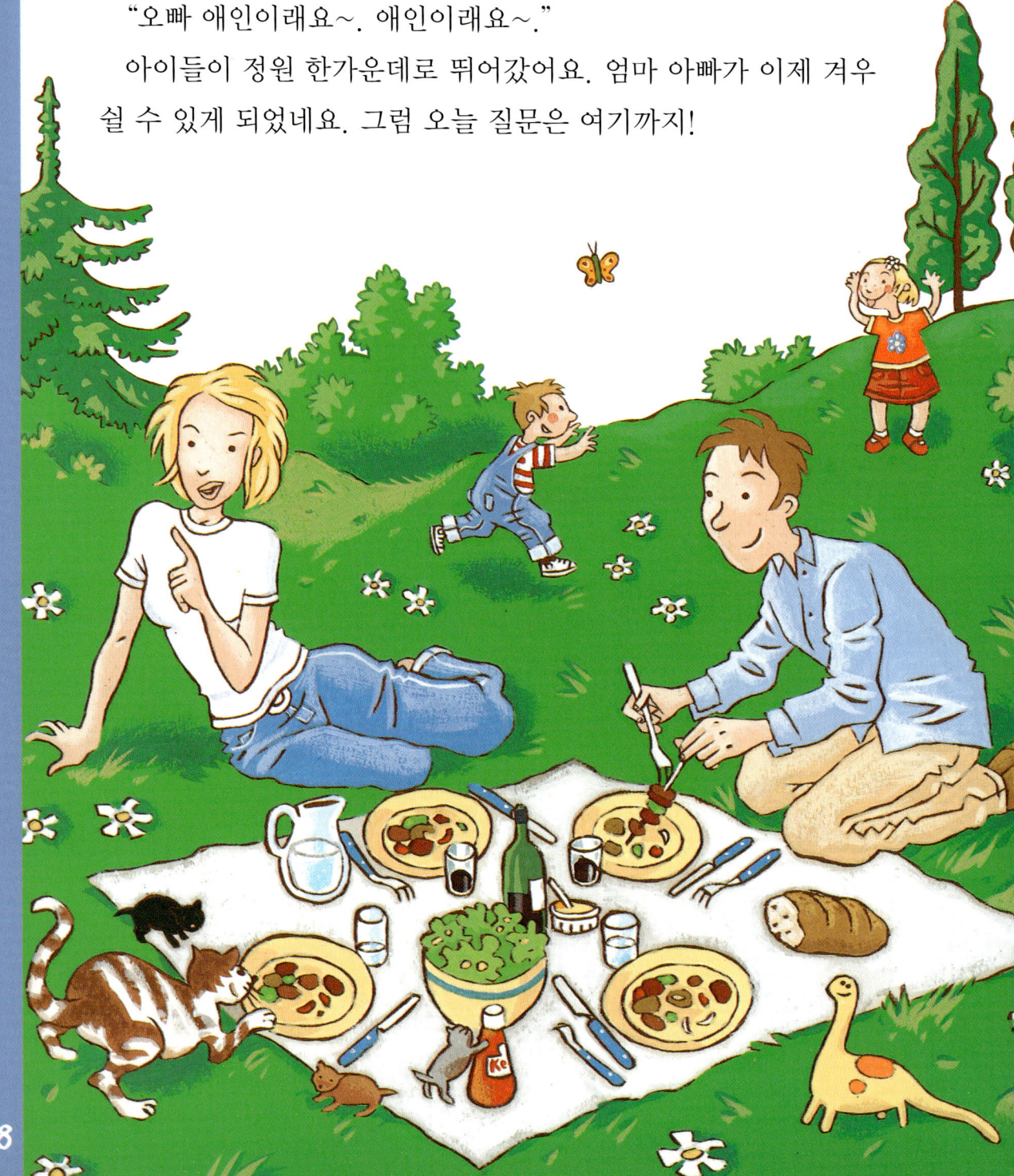

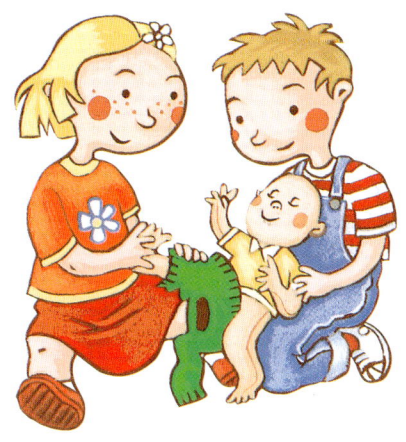

**지은이 이자벨 푸제르**는 어린이들에게 유익한 정보를 주는 이야기를 쓰는 작가입니다. 아셰트 출판사에서 나온 '왜 그런가요, 바바르?' 시리즈의 『숲에서』 『병원에서』 『집에서』 『농장과 정원』 등을 썼습니다.

**옮긴이 조의행 선생님**은 이화여대 독문과 박사 과정 및 프랑스 스트라스부르 대학 미술사 석사 과정을 마쳤습니다.

**감수 주은희 선생님**은 연세대학교 학부와 대학원에서 아동교육을 공부하고 영국 웨일즈 대학교에서 교육심리학 박사학위를 받았습니다. 현재 한양여자대학 유아교육과 교수이며 저서 『오늘 청소년의 性을 읽다』, 역서 『성, 터놓고 얘기해요!』 등이 있습니다.

## 새끼 고양이들이 어디서 왔을까?

지은이 | 이자벨 푸제르
그린이 | 버스터 본
옮긴이 | 조의행

처음 펴낸 날 | 2004년 11월 20일
두 번째 펴낸 날 | 2006년 7월 5일

펴낸이 | 김태진
펴낸곳 | 다섯수레
등록번호 | 제 3-213호
등록일자 | 1988년 10월 13일

주소 | 경기도 파주시 교하읍 문발리 파주출판도시 500-12 (우 413-832)
전화 | 02)3142-6611(서울사무소)
팩스 | 02)3142-6615
홈페이지 | www.daseossure.co.kr
전자우편 | webmaster@daseossure.co.kr

표지 | 김형재
인쇄 | (주)미르인쇄
제본 | 두영바인텍

ⓒ 도서출판 다섯수레, 2004

ISBN 89-7478-223-5  73370